AF573480

DE

# L'ECZÉMA

ET DE L'EFFICACITÉ

DANS SON TRAITEMENT

DE L'EMPLOI TOPIQUE DE LA POMMADE DE DIGITALINE
AU SULFURE ROUGE DE MERCURE,

PAR LE DOCTEUR FERNET,
Médecin en chef de l'hôpital militaire de Saint-Omer.

PRÉPARÉE

PAR M. DUMONT,
Pharmacien-chimiste à Cambrai (Nord).

PARIS.
IMPRIMERIE DE L. MARTINET,
RUE MIGNON, 2.
1852.

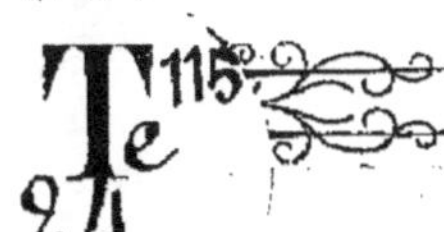

# DE L'ECZÉMA

ET DE L'EFFICACITÉ

## DANS SON TRAITEMENT

DE L'EMPLOI TOPIQUE DE LA POMMADE DE DIGITALINE
AU SULFURE ROUGE DE MERCURE.

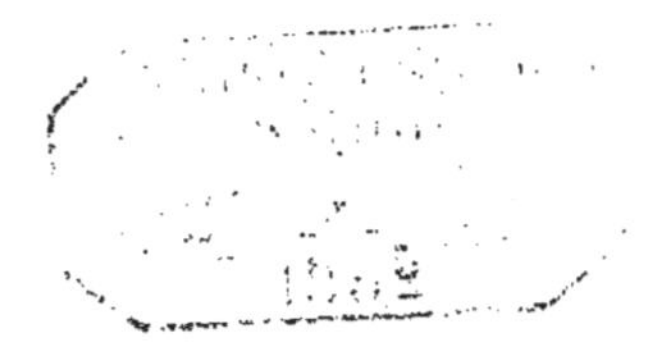

DE

# L'ECZÉMA

ET DE L'EFFICACITÉ

## DANS SON TRAITEMENT

DE L'EMPLOI TOPIQUE DE LA POMMADE DE DIGITALINE
AU SULFURE ROUGE DE MERCURE,


PAR LE DOCTEUR FERNET,
Médecin en chef de l'hôpital militaire de Saint-Omer.




PRÉPARÉE


PAR M. DUMONT,
Pharmacien-chimiste à Cambrai (Nord).



PARIS.
IMPRIMERIE DE L. MARTINET,
RUE MIGNON, 2.
1852.

# DE L'ECZÉMA

ET DE L'EFFICACITÉ

## DANS SON TRAITEMENT

DE L'EMPLOI TOPIQUE DE LA POMMADE DE DIGITALINE
AU SULFURE ROUGE DE MERCURE.

> C'est mal à propos que les praticiens ont envisagé certaines éruptions comme syphilitiques, parce qu'elles cédaient à l'action du mercure; comme si ce médicament était uniquement approprié à cette maladie. Ne détruira-t-on jamais une semblable erreur?
>
> (ALIBERT, *Précis des malad. de la peau*, p. 357.)

---

Par le nom d'*eczéma*, plusieurs auteurs entendent désigner une phlegmasie cutanée très importante, non contagieuse, caractérisée par l'éruption de petites vésicules confluentes dont quelques unes se terminent par la résorption du liquide; mais dont le plus grand nombre se rompent, le plus souvent, après un jour ou deux, et sont suivies d'excoriation superficielle, d'exhalation séreuse ou séro-purulente, et d'une desquamation épidermatique d'un aspect très variable.

On comprendra sans peine l'importance du rôle que joue cette affection dans la dermatologie, quand on saura qu'à elle seule, et en raison de ses variétés diverses, elle constitue cette classe de maladies si fréquentes, si nombreuses, si variées, si tenaces, qui autrefois étaient confondues sous le nom générique de *dartres.*

Le savant Alibert lui avait donné la dénomination de *dartre squammeuse humide* et l'avait rangée dans le groupe des dermatoses dartreuses dont elle forme, avec la dartre furfuracée, le premier genre. La surface lisse et rouge que présente le derme à la chute des squames lui avait fait donner, par Sauvages et d'autres auteurs, le nom de *dartre vive;* elle fut encore connue sous celui de *gale épidémique*, eaux rousses, etc., etc.

Biett a divisé, et avec raison, l'eczéma en deux grandes variétés, aiguë et chronique. Cette division est d'autant plus importante qu'elle peut offrir des modifications sérieuses selon le siége, la cause, les symptômes et surtout le traitement.

La dénomination de gale épidémique accordée à cette affection nous démontre assez qu'elle peut régner épidémiquement ; néanmoins nous savons que, le plus souvent, elle se montre d'une manière sporadique.

Il n'est pas rare de voir se manifester dès le début quelques symptômes, soit généraux : malaise, agitation, insomnie, gastricité ; soit locaux : teinte rosée, formication, prurit dans la partie qui doit être le siége de l'éruption. Puis apparaissent les petites vésicules caractéristiques et les divers phénomènes dont nous avons parlé.

L'état aigu peut se subdiviser lui-même en trois variétés principales.

1° *Eczema simplex.* — Cette maladie, disent MM. Cazenave et Schedel, apparaît sans le moindre symptôme précurseur ; le malade sent un léger prurit, et il est très surpris de voir une éruption plus ou moins étendue. Les vésicules qui la constituent sont en très grand nombre, très agglomérées, transparentes, petites, indolentes ; elles présentent un aspect brillant ; la petite gouttelette de sérosité qu'elles contiennent se trouble et prend une teinte laiteuse ; bientôt ce liquide est résorbé, la vésicule se flétrit et tombe par une desquamation insensible, etc. (Cazenave et Schedel, *Abrégé pratique des maladies de la peau.*)

A cette variété peut se rattacher l'*eczema solare*

de Bateman, désigné à l'armée d'Afrique par la dénomination de *gale bédouine*, en raison de son extrême fréquence sur les Arabes.

Soumis moi-même dans les expéditions à des insolations fréquentes et prolongées, j'eus très souvent l'occasion d'être atteint de cette variété de l'eczéma, et de l'étudier dans toutes ses phases.

J'ai pu du reste remarquer qu'elle ne semblait pas réclamer des modifications appréciables dans le traitement.

2° *Eczema rubrum.* — Willan a le premier donné la description de l'*eczema rubrum*, qui a été depuis reproduit par la plupart des dermatologistes. Il se signale par des symptômes inflammatoires beaucoup plus intenses, des phénomènes généraux plus tranchés, tension, chaleur, rougeur plus vives. La surface de la peau paraît comme chagrinée, et, si on l'examine de très près, on remarque qu'elle est recouverte d'une multitude de petites vésicules brillantes et comme argentées. « Quand l'inflammation a marché à son maximum d'intensité, dit Alphée Cazenave, il arrive alors ce que nous avons vu pour l'*eczema simplex*, c'est-à-dire que le liquide contenu dans les vésicules se résorbe, que celles-ci se flétrissent sur place et donnent lieu à une desquamation. C'est alors l'*eczema rubrum* dans son état le plus simple. » (Alph. Cazenave, *Leçons sur les maladies de la peau.*)

3° *Eczema impetiginodes.* — Cette variété, dit M. Gibert, est caractérisée par une inflammation plus vive que la précédente et dans laquelle les vésicules devenant purulentes, la maladie participe à la fois du caractère de l'eczéma et de celui de l'impétigo. L'éruption des vésicules est accompagnée de douleur, de chaleur, de cuisson, souvent d'une démangeaison très vive. L'humeur qu'elles exhalent, après s'être rompues, est âcre et irrite la peau voisine, qui devient rouge, rude, gercée. Il se forme des squames jaunâtres molles, croûteuses, analogues aux croûtes de l'impétigo. (*Traité prat. des malad. spéc. de la peau.*)

*Eczéma chronique.* — Cette affection peut débuter par la forme chronique ; mais le plus souvent la chronicité succède à l'une des trois variétés de la phlegmasie cutanée qui constitue l'eczéma aigu, et principalement aux variétés *rubrum* et *impetiginodes.*

Elle se manifeste alors par une éruption de vésicules rapprochées, agglomérées sur une base peu ou point enflammée ; leur rupture détermine un suintement ichoreux abondant, qui rougit, enflamme, excorie, fendille les téguments sur lesquels il se déverse, irrite l'orifice des conduits sudorifères, augmente leur activité sécrétoire, et forme par sa dessiccation des squames lamelleuses, molles, minces, jaunâtres. (*Dartre squammeuse humide.*)

Alibert a retracé d'une manière intéressante et pittoresque les différences que peut présenter le liquide exhalé. « La peau irritée, dit-il, laisse transsuder continuellement une humeur semblable à de la rosée; cette humeur s'échappe par petites gouttes. Elle est quelquefois si abondante qu'elle imbibe et traverse tous les linges appliqués sur le corps; elle exhale une odeur qu'on peut jusqu'à un certain point caractériser et qui se rapproche beaucoup de celle de la farine gâtée, ou de celle du bois pourri et vermoulu; elle a quelque chose de nauséabond. » (*Traité des dermatoses.*)

Cependant il est loin d'en être toujours ainsi; bien souvent l'eczéma, au lieu d'être fluent, présente des squames plus sèches, plus adhérentes, laissant apercevoir après leur chute des surfaces lisses, parcheminées, soit de couleur rosée, soit d'un rouge très vif.

« Dans beaucoup de cas, dit Cazenave, il y a peu de tendance à la sécrétion humide; les squames, au lieu d'être molles et comme déposées sur la peau, sont plus sèches; si elles tombent, elles laissent à découvert des surfaces peu enflammées. J'ai vu cet eczéma à l'état sec se présenter sous deux aspects différents, et qu'il importe de connaître : ou bien la peau était blanche, comme farineuse, s'écaillant au moindre frottement, sous l'action des ongles; ou bien elle était au contraire toujours sèche sans aucune espèce de suintement. » (Cazenave, *Leçons sur les maladies de la peau.*)

Les principaux phénomènes physiologiques qui accompagnent cette maladie sont, sans contredit, le prurit et la démangeaison. Tous les auteurs sont d'accord sur ce point, et il n'est pas de praticien qui ne connaisse toute la difficulté qu'on rencontre à empêcher les malades de se gratter. « C'est surtout, dit Alibert, lorsque l'herpès squammeux se trouve à l'état humide et que la peau est imbibée de toutes parts par la rosée ichoreuse, que les démangeaisons deviennent insupportables : toute la surface du derme est si violemment irritée, qu'elle rougit comme le carmin ou comme un fer incandescent. Les malades ne parlent plus que d'âcreté du sang, de feu intérieur; il en est qui souffrent comme s'ils étaient sur un brasier ardent, etc. »(Alibert.)

Selon Biett, le prurit cutané serait dû à une modification pathologique de l'innervation du derme, et il apporte pour preuve l'observation d'un homme affecté de paraplégie, et chez lequel survint un eczéma très intense et presque général. Les plaques situées au-dessus de la paralysie étaient le siége d'un sentiment d'ardeur intolérable, tandis que celles situées sur les parties privées de sensibilité ne lui causaient aucune douleur. Enfin, chez certains sujets, la démangeaison manque complétement.

Depuis qu'on s'est livré avec plus de soin à l'étude de l'anatomie et de la physiologie des éléments du derme, le siége anatomique de l'eczéma a été l'objet de bien des recherches.

M. Gendrin et Rosembaum ont émis et soutenu l'idée que le siége anatomique de la dartre squammeuse résidait dans les follicules sébacés.

L'examen des fonctions physiologiques de ces petits canalicules destinés, à l'état normal, à sécréter un fluide onctueux qui doit servir à lubrifier et entretenir le poil, nous fait voir que, dans un état pathologique, ils ne sauraient sécréter le liquide éminemment séreux qui caractérise l'éruption eczémateuse.

M. Dauvergne, qui a eu des occasions fréquentes d'examiner l'enveloppe cutanée chez des individus atteints d'eczéma à leur décès, donne les considérations suivantes : « Je n'ai pu constater dans ces altérations les différentes couches de la peau ; la loupe même ne m'a rien fait distinguer, si ce n'est l'injection bien prononcée de la face externe du derme. L'injection que, comme moi, M. Gendrin a trouvée sur cette surface, l'a engagé à dire que le siége primitif des dartres est dans le réseau muqueux de Malpighi ; mais je crois fermement que toutes les dartres n'affectent pas les follicules sébacés, ainsi que le pense M. Gendrin. Je suis peu disposé à admettre aussi, avec lui, que les croûtes que l'on observe sont dues à une altération du fluide onctueux sécrété dans ces petits canalicules. » (*Histoire de l'inflammation dartreuse.* Thèse, Paris, 1833.)

Biett également n'admet pas la localisation de la phlegmasie dartreuse dans les follicules sébacés.

« La maladie paraît consister, dit cet auteur, dans l'inflammation de la couche superficielle du derme, désignée sous le nom de membrane vasculaire de Eichhorn, et qui, selon toutes les probabilités, a pour fonction spéciale la sécrétion de l'épiderme. » Il dit à l'appui de cette opinion : 1° « Que les follicules ont pour fonction de sécréter un fluide huileux, et que leur lésion ne saurait porter atteinte à la production de l'épiderme si gravement altéré dans l'eczéma; 2° que si les follicules étaient enflammés, il y aurait des pustules et la phlegmasie ne formerait pas de larges plaques continues, mais occuperait des points disséminés. »

M. Alphée Cazenave considère cette affection comme une phlegmasie des canaux sudorifères. Nous ne pouvons nous empêcher de citer le passage où ce savant dermatologiste développe son opinion avec une concision et une netteté remarquables. « Après avoir étudié les caractères locaux et l'histoire générale de l'eczéma, et mieux éclairé d'ailleurs sur la texture de la peau, je regarde l'eczéma comme une maladie de l'appareil sudoripare, et, pour moi, le siége des vésicules est à l'extrémité des conduits sudorifères enflammés. Cette opinion s'appuie entre autres sur le fréquent rapport de coïncidence qui existe entre l'eczéma et certaines lésions de sécrétion, surtout des membranes muqueuses; sur la nature évidemment séreuse du suintement eczématique; enfin, sur l'existence de ces petits pertuis béants que l'on aperçoit à l'œil nu sur les surfaces dénudées, qui laissent sourdre une sérosité limpide et qui sont évidemment les orifices mis à nu des conduits sudorifères. Si quelquefois il y a écoulement d'un liquide purulent ou plutôt puriforme, je vous ai fait remarquer, et j'insiste sur ce point, qu'ici le pus résulte de l'intensité de la phlegmasie. » (*Leçons sur les maladies de la peau*, professées à Paris en 1841, 1842, 1843 et 1844.)

Tout en adoptant l'opinion émise par ce dernier auteur et en reconnaissant, comme lui, que la dartre squammeuse a pour siége anatomique et constant l'orifice des canaux sudoripares, nous sommes obligé de convenir que d'autres éléments de l'enveloppe tégumentaire peuvent participer à l'affection eczémateuse. Le corps papillaire, le derme dans toute son épaisseur, le tissu cellulaire sous-cutané, les ganglions lymphatiques, peuvent être successivement atteints de la phlegmasie dartreuse.

*Traitement.* — La connaissance plus approfondie des éléments du derme, de ses fonctions, de ses relations intimes avec les membranes muqueuses; des notions plus exactes sur les symptômes, les causes, l'invasion, la marche, la nature de la dartre squammeuse, nous permettront d'user d'une thérapeutique basée sur l'expérience et le raisonnement.

Nous avons dit que l'eczéma était une phlegmasie et qu'il affectait, au début surtout, ordinairement la forme inflammatoire. Nous pourrons donc recourir aux moyens antiphlogistiques chaque fois que la peau sera rouge et enflammée. Les saignées locales et même générales sont parfaitement indiquées. On emploiera aussi dans ces cas avec avantage les applications, sur les surfaces phlogosées, de cataplasmes de fécule (la farine de lin est nuisible ici), les lotions émollientes, mucilagineuses, de mauve, guimauve, lin ou son. Alibert dit avoir retiré de bons effets de l'emploi de vessies remplies de lait appliquées sur les parties malades.

Dans les dartres accompagnées de douleurs prurigineuses, de démangeaisons très vives, on a employé avec avantage les lotions avec une décoction de têtes de pavot ou de plantes émollientes laudanisées; des cataplasmes avec les feuilles de jusquiame, belladone ou ciguë, etc. Quand l'état aigu de la dartre squammeuse a perdu une grande partie de son intensité, ou si de prime abord elle a débuté par un état franchement chronique, il faut alors recourir aux topiques excitants.

Parmi les agents nombreux que la médication excitante fournit à la thérapeutique, j'accorde une préférence méritée à la *pommade de digitaline au sulfure rouge mercuriel*, préparée par M. Dumont, pharmacien-chimiste à Cambrai.

Il y a quelques années, frappé par les succès qu'obtenaient plusieurs de mes confrères de Cambrai, par l'emploi de ce médicament, dans le traitement de l'eczéma et d'affections cutanées diverses, je voulus, malgré ma prévention contre les pommades en général dans les affections dartreuses, en tenter l'essai, et les résultats de cette médication furent si satisfaisants, qu'ils me déterminèrent à en continuer l'usage dans les dermatoses qui se présenteraient ultérieurement dans ma pratique.

Depuis, l'action curative de cet agent topique ne s'étant pas démentie, je pense qu'il est d'une grande utilité d'en signaler les bons effets à l'attention des praticiens, et que la thérapeutique pourra s'enrichir de ce nouveau moyen dans le traitement des affections cutanées où un modificateur puissant est utile ou nécessaire.

La forme aiguë de cette maladie se rattache souvent à des dérangements généraux de l'économie, qui exigent un traitement approprié sans lequel nul traitement local ne saurait être avantageux. Ainsi elle peut être entretenue chez les jeunes sujets par le vice scrofuleux, etc. Je n'ai pas besoin, dans ce cas, d'insister sur l'utilité d'un traitement constitutionnel convenable.

L'état aigu sera donc traité par les émollients et les antiphlogistiques, et lorsque l'élément inflammatoire aura été combattu, que l'éréthisme aura cédé, que la pâleur de la peau indiquera une diminution très notable de la phlegmasie, que cette affection sera arrivée à cette période où elle a une tendance si grande à passer à l'état chronique, alors seulement j'aurai recours aux onctions de pommade au sulfure.

Quelques données très brèves sur le mode d'administration de l'agent topique ne seront pas ici, je crois, sans utilité.

Le matin et le soir, et surtout le soir en se couchant, on enduira les parties malades, puis on les recouvrira de linge, ou mieux de taffetas gommé qui ne fera pas éprouver de perte au médicament, conservera à la peau une douce moiteur, et facilitera la chute des squames.

Sous l'influence de ce topique, les plaques rougissent légèrement, et sont le siége d'une douce chaleur qui n'a rien de désagréable. La plupart des malades disent même ressentir un soulagement marqué, un apaisement presque immédiat dans le prurit et les démangeaisons qui étaient pour eux un si grand sujet de tourment.

Cependant il peut arriver que, soit par la sensibilité plus vive de la peau de l'individu, son irritabilité plus grande, soit que l'état inflammatoire n'ait pas été suffisamment éteint, l'éruption herpétique augmente momentanément par trop d'intensité. Alors je suspends pour un jour ou deux l'emploi du topique; puis je recommence son application en lui associant, soit un quart, soit moitié de cérat simple ou de cold-cream frais, et j'ai observé dans certains cas que le mélange, fait dans un rapport convenable à l'action de la maladie, était souvent une des conditions d'une prompte guérison.

Dans les expériences comparatives que j'ai faites tantôt avec ce médicament en topique, seul ou secondé par l'action révulsive des purgatifs, tantôt par l'une des médications préconisées jusqu'ici, j'ai presque constamment obtenu des résultats supérieurs par la méthode que j'indique.

Bien que les effets résultant de l'application de la pommade au sulfure aient toujours été satisfaisants, l'expérience m'a prouvé qu'il était nécessaire d'en continuer l'emploi après la disparition de l'affection cutanée, et cela parce que les rechutes sont très faciles si l'on cesse d'entourer le malade de précautions et de soins thérapeutiques et hygiéniques.

L'efficacité de cet agent médicamenteux ne dispense pas de se soumettre aux indications générales d'hygiène et de thérapeutique. Ainsi on adoptera un régime convenable, le repos et l'éloignement des causes occasionnelles ou déterminantes. Les bains locaux fréquents, les bains généraux frais ou tempérés, seront toujours des adjuvants d'une grande utilité.

Les eaux de Sedlitz, de Balaruc, le sulfate de soude ou de magnésie, administrés chaque jour, de manière à procurer une ou deux selles liquides sans coliques, ou de temps en temps à dose purgative, sont de bons auxiliaires, toutes les fois qu'ils ne suscitent qu'un trouble passager dans les organes digestifs, dont on a reconnu d'ailleurs préalablement l'intégrité, et il faut cesser leur emploi dès qu'il se manifeste quelques symptômes de gastricité.

Du reste, c'était une sage habitude adoptée par les anciens que de commencer le traitement des affections cutanées par une préparation au moyen de boissons délayantes et de purgatifs doux répétés. Je pense qu'un tel usage ne peut être que très avantageux, et que ces moyens divers, employés concurremment avec les onctions de pommade au sulfure, doivent amener une guérison beaucoup plus prompte et plus durable.

J'aurais pu me borner à énumérer ces faits, s'ils n'étaient que confirmatifs d'observations déjà recueillies et publiées. Mais comme il s'agit ici de l'application nouvelle d'un modificateur puissant, il m'a semblé très utile de présenter les premiers résultats de mon expérimentation, et quelques unes des observations que j'ai pu recueillir sur des sujets différents d'âge, de sexe, de tempérament, etc., etc.

Première observation. — Eczéma chronique.

Vers le mois de juillet 1849, je fus appelé près de la femme Henriette H..., cantinière dans un régiment de cuirassiers à Cambrai. Cette femme, âgée de vingt-deux ans, robuste, d'une bonne constitution, brune, bien réglée, d'un tempérament sanguin, était tourmentée depuis un an environ d'un *eczema rubrum*, siégeant à la partie supérieure de la cuisse et ayant 25 centimètres carrés d'étendue. Depuis l'origine de l'éruption, elle avait consulté plusieurs médecins, suivi plusieurs traitements, fait usage de nombreuses lotions, onctions avec ou sans addition de remèdes internes. Le tout sans résultat favorable.

Je prescrivis la teinture arsenicale à l'intérieur, les lotions alcalines, la pommade d'iodure de soufre sans succès. J'eus alors recours à la cautérisation, à la compression. Je ne fus pas plus heureux. Plusieurs mois s'étant ainsi écoulés sans amélioration pour la malade, je priai mon confrère, M. le docteur Hardy, de vouloir bien m'accompagner dans une visite. Cet habile praticien me conseilla alors, comme lui ayant fréquemment réussi, l'emploi d'une pommade de digitaline au sulfure de mercure, préparée par M. Dumont, pharmacien-chimiste à Cambrai, et il fut convenu que, vu la chronicité de l'affection, on la mettait immédiatement en usage sans autre préparation.

Les changements survenus pendant les deux premiers jours qui suivirent l'application du topique ne furent pas sensibles.

Mais le troisième jour, diminution dans le prurit et la démangeaison.

Le quatrième, continuation de diminution des symptômes précités, de l'irritation, de la sécrétion, chute des squames; l'eczéma commence à pâlir.

Une amélioration croissante continua jusqu'au soixantième jour, époque à laquelle la malade était complétement guérie.

La malade, que j'ai revue deux ans après, n'avait pas éprouvé de rechute, l'éruption n'avait plus reparu.

Dans ce cas, le traitement fut entièrement local et son efficacité ne saurait être mise en doute. Nous avons, du reste, été bien aise de pouvoir exclure toute médication interne, afin de rapporter à la pommade seule toute la guérison.

Deuxième observation. — Eczéma aigu aux jambes.

Le nommé C..., artilleur au 6e régiment, âgé de vingt-cinq ans, d'un tempérament sanguin, d'une bonne constitution, étant porteur depuis un mois d'un eczéma fluent occupant toute la peau comprise entre les pieds et les genoux, entra à l'hôpital militaire de Metz dans le courant de mai 1851. Cet homme déclare n'avoir jamais été malade et n'être entré à l'hôpital que parce que le prurit et la douleur déterminés par son affection le mettaient dans l'impossibilité absolue de continuer son service.

Il ne sait à quelle cause attribuer cette maladie, et les organes digestifs, du reste, paraissent dans toute leur intégrité.

Vu l'état phlétorique du sujet, je crus devoir commencer le traitement par une saignée générale de 400 grammes; des lotions émollientes fréquentes, des bains émollients et frais furent conjointement administrés.

Huit jours se passèrent à traiter la période inflammatoire par les antiphlogistiques. Quand l'éréthisme fut abattu, la rougeur, la chaleur et la .sécrétion notablement diminuées, je commençai les onctions avec la pommade de digitaline au sulfure de mercure, de Dumont. Mais cet agent topique ayant déterminé une réaction trop vive, je crus devoir en suspendre l'emploi pendant quelques jours et recourir de nouveau aux émollients.

L'irritation ayant cédé de nouveau, je remis le malade à l'usage de la pommade, et cette fois j'y ajoutai du cérat simple par moitié, puis par quart, et diminuant progressivement la dose de cérat, jusqu'à l'emploi de la pommade pure, à mesure que la guérison faisait des progrès. Ce malade fut conservé, pour consolider sa guérison et s'assurer de la non-récidive, quinze jours après l'extinction complète de la dartre squammeuse, et deux mois après le jour de son entrée il retournait à ses travaux.

TROISIÈME OBSERVATION. — Eczéma du cuir chevelu.

Le 15 janvier 1851, je fus appelé chez M. C..., brasseur à Arques, pour donner mes soins à sa jeune fille, âgée de sept ans, blonde, d'un tempérament lymphatico-sanguin, d'une assez bonne constitution et atteinte depuis quinze jours d'un eczéma du cuir chevelu (teigne muqueuse), occupant toute la moitié antérieure du crâne et s'étendant sur le front. Le cuir chevelu est tuméfié et fournit en abondance un fluide visqueux qui enduit et colle les cheveux en masse, par couches, et forme, en se desséchant, des croûtes lamelleuses jaunes, brunâtres. La tête est chaude et est le siége de prurit et de démangeaisons très vives qui portent l'enfant à se gratter au sang.

Mes premiers soins furent de couper soigneusement les cheveux et de provoquer la chute des croûtes à l'aide de lotions émollientes et de cataplasmes de fécule.

Après quelques jours de ce traitement, l'inflammation herpétique diminua, le suintement se tarit, et je commençai l'application de la pommade de digitaline au sulfure de mercure, de Dumont, unie à partie égale de cérat simple.

Les onctions furent continuées matin et soir, en ayant soin de diminuer journellement la quantité de cérat, et après quarante-cinq jours de traitement, la petite malade fut complétement guérie.

QUATRIÈME OBSERVATION. — Eczéma chronique du creux poplité.

Donnant mes soins à une dame anglaise pour une affection gastro-intestinale, je trouvai chez elle sa jeune fille, âgée de dix ans, blonde, d'un tempérament lymphatique, d'une constitution très délicate, et atteinte depuis trois ans d'un eczéma fluent dans le creux poplité.

Après avoir pris l'avis de plusieurs médecins, mis en usage sans succès, tant en France qu'en Angleterre, une foule de traitements, elle avait fini par abandonner à la nature cette maladie désespérante et par attendre patiemment l'époque de la puberté.

On avait employé les émollients, les narcotiques, les caustiques, les excitants, la cautérisation, la compression, etc., à l'extérieur; à l'intérieur, les purgatifs, les dépuratifs, l'arsenic, le calomel, les sudorifiques, les acides minéraux, et tout avait échoué.

Malgré la ténacité de cette affection, j'engageai les parents à faire subir à leur enfant un traitement par la pommade de digitaline au sulfure de mercure, de Dumont, qui m'avait si bien réussi dans divers cas analogues.

Le premier et le deuxième jour, on eut recours à une application très légère de pommade qui fut recouverte par de la toile gommée. Le troisième jour, je pus remarquer que la vitalité était déjà modifiée d'une manière très favorable. En effet, la malade avait éprouvé des démangeaisons moins vives, la peau était moins rouge, les vésicules bien moins nombreuses.

Encouragé par ce succès, je fis faire deux applications par jour, et chaque jour je pus remarquer la sécrétion tarir, et la dartre squammeuse diminuer d'étendue.

Dans cette circonstance, je crus devoir cher-

cher à modifier en même temps la constitution de cette jeune fille fortement étiolée, et, dans ce but, je lui conseillai l'usage des amers, le sirop de quinquina, la promenade, l'exercice, etc.

Chez cette malade, que j'ai eu occasion de revoir fréquemment depuis, la guérison ne s'est pas démentie.

CINQUIÈME OBSERVATION. — Eczéma de la face.

M. R..., pâtissier à Saint-Omer, âgé de soixante ans, d'une bonne constitution, d'un tempérament sanguin, était atteint, depuis un mois, d'un eczéma à la face.

Les démangeaisons, le prurit, la douleur, le forcèrent à abandonner les travaux exigés par sa profession, lorsqu'il réclama mes soins.

L'état pléthorique du sujet, l'intensité inflammatoire de l'affection, m'engagèrent à employer immédiatement une médication antiphlogistique énergique. Une saignée générale fut pratiquée, des lotions émollientes répétées, des bains frais, un régime approprié, furent mis en usage. Sous l'influence de ce traitement, l'irritation ne tarda pas à se calmer; mais l'affection restait stationnaire pendant un temps assez long, et paraissait tendre à la chronicité; je crus devoir recourir à l'emploi de la pommade de digitaline au sulfure de mercure, de Dumont, et le succès vint encore ici couronner l'entreprise.

Je pourrais encore rapporter ici un grand nombre d'observations de guérisons obtenues par l'emploi de la pommade de Dumont; mais la grande ressemblance qu'elles ont entre elles m'a fait penser qu'il suffisait d'en relater quelques unes affectant les différentes régions du corps.

Sixième observation. — Psoriasis diffusa.

Dans le mois de janvier 1852, je fus appelé à donner mes soins à M. M..., chef de cuisine à Saint-Omer.

Cet homme, âgé de quarante-deux ans, brun, robuste, d'un tempérament sanguin, était atteint depuis trois ans d'un psoriasis confluent aux deux jambes, qui déterminait des démangeaisons et des douleurs qui s'exaspéraient pendant la nuit.

Cette affection ne paraissait devoir se rapporter ni à l'hérédité, ni à un vice syphilitique.

Dans le but de diminuer les démangeaisons et les douleurs qui les accompagnaient, je prescrivis l'usage des bains simples frais pendant quelques jours. Sous l'influence des émollients l'irritation se calma ; mais il fallait avoir recours à un modificateur puissant, capable de changer la vitalité de la peau, et je pensai que la pommade de digitaline au sulfure, de Dumont, pourrait encore dans cette affection rendre des services.

Des frictions furent donc faites matin et soir avec ce topique. Les membres furent recouverts de taffetas gommé ; des lotions savonneuses furent pratiquées tous les jours.

Je crus en même temps devoir seconder l'action du topique par l'administration journalière de tisanes laxatives.

Sous l'influence de ce traitement, la maladie s'améliora rapidement, et nous fûmes assez heureux pour obtenir, après trois mois de soins assidus, une guérison qui s'était refusée à tous les traitements antérieurs.

Deux mois se sont écoulés depuis la disparition du psoriasis, et nous avons l'espoir que cette maladie, généralement si rebelle et si difficile à guérir, ne fera pas appel à de nouveaux soins.

On s'étonnera peut-être de voir arriver cette observation à la suite des précédentes ; mais j'ai cru que, appelant l'attention des praticiens sur elle, ils penseraient comme moi, que ce médicament topique que je préconise ici peut être applicable, et rendre des services non seulement aux différentes formes de l'eczéma, mais encore aux maladies chroniques de la peau en général, et qu'il serait bon d'en faire l'application à toutes celles où un modificateur puissant peut être nécessaire.

---

www.ingramcontent.com/pod-product-compliance
Lightning Source LLC
LaVergne TN
LVHW050504160826
845677LV00003B/935

* 9 7 8 2 3 2 9 6 5 0 7 2 2 *